ÜBUNGEN ZU HAUSE ZUM ABNEHMEN

ERHÖHUNG DER MUSKELMASSE, STRAFFUNG DER BAUCHMUSKELN, BIZEPS, TRIZEPS UND GESÄSS, TRAINING FÜR FRAUEN UND MÄNNER

Jessy M. Brown

Inhaltsverzeichnis

Einführung

Es ist eine Tatsache des modernen
Lebens, dass die meisten Menschen nicht
genug Bewegung bekommen.

Dies, gepaart mit einer zuckerreichen
Ernährung und fettreichen Fast Foods, hat
in den meisten westlichen Ländern zu
einer Welle von übergewichtigen und
fettleibigen Menschen geführt, eine
Flutwelle, die immer schwieriger
umzukehren wird.

Das Problem ist, dass es für die meisten
Menschen zu einfach und bequem ist,
nicht zu trainieren.

Wenn Sie die Grundlagen des täglichen

Lebens benötigen - auch wenn es sich nur um eine Tüte Milch oder einen Laib Brot handelt - ist es schneller und bequemer, ins Auto zu steigen und zum Geschäft zu fahren als zu Fuß.

Wenn Sie den dritten oder vierten Stock erreichen müssen, wenn Sie ins Büro gehen, ist es einfacher (wenn auch nicht immer schneller), den Aufzug anstelle der Treppe zu nehmen.

Jedoch sind viele Leute bereit, Hunderte oder sogar Tausenden Dollar jedes Jahr zu zahlen, um ein Mitglied einer Turnhalle oder eines modernen Fitnessclubs zu sein, um in Form zu bleiben.

Das macht nicht viel Sinn, also ist dieses Buch hier, um dir zu sagen, dass es nicht so sein muss.

Ich werde dir beibringen, dein Geld in die Tasche zu stecken und auf natürliche Weise zu trainieren, auf eine Weise, die du nicht einmal merkst.

Die Menschheit überlebte Tausende von Jahren, bevor jemand auf die Idee kam, "im Fitnessstudio zu trainieren".

Natürlich ist die Lebenserwartung des modernen Menschen in den letzten zweihundert Jahren deutlich gestiegen, aber ich vermute, das hat wenig mit der Verbreitung von Luxus-Fitnessstudios und teuren Fitnessstudios zu tun.

Die gute Nachricht ist, dass Bewegung jeden Tag auf natürliche Weise möglich ist. Mit einem kleinen Gedanken, ist es nicht schwer, an viele Gelegenheiten zu

denken, um zu trainieren, ohne auf das
Geld zurückgreifen zu müssen, das auf
Gymnastikgebühren erworben wird.

Lassen Sie uns damit beginnen, zu
sehen, warum Bewegung im modernen
Leben so wichtig ist.

Warum ist Bewegung so wichtig?

Für die meisten Menschen ist das Trinken oder die Bewegung eher reaktiv.

Das heißt, es muss etwas in deinem Leben vor sich gehen, das dich zwingt, das, was du tust, neu zu bewerten. Etwas geschieht, das sie erkennen lässt, dass sie mehr Bewegung brauchen, um die Dinge zu ändern, die in ihrem Leben schief gehen.

Zum Beispiel erreichen viele Menschen einen Punkt in ihrem Leben, an dem sie endlich erkennen, was sie schon lange wissen, dass sie übergewichtig oder fettleibig sind. Vielleicht am wichtigsten, nachdem sie endlich akzeptiert haben, dass ihr Gewicht wirklich ein Problem ist, treffen sie eine bewusste Entscheidung, etwas dagegen zu unternehmen. Daher machen sie eine Gewichtsabnahme Diät von einiger Beschreibung und, für die meisten Menschen, ist das Training Teil des Gewichtsabnahmeprozesses.

Der traurigste Teil ist, dass, wenn solche übergewichtigen oder fettleibigen Menschen ihre Kalorienzufuhr reguliert und regelmäßig vorher trainiert hätten, sie nie den Zustand erreicht hätten, der eine solche drastische Maßnahme erfordert.

Andere können sich entscheiden, mit dem Training zu beginnen, um den Alterungsprozess zu verlangsamen, oft zu einem Zeitpunkt in ihrem Leben, an dem sie endlich verstehen, dass die Ankunft des Todes des Schnitters viel näher ist, als sie es sich einst vorgestellt haben.

Das ist gut, aber es ist auch ein klassischer "besser spät als nie" Fall. Tatsache ist, dass, wenn Menschen, die spät im Leben trainieren, dies nur zwanzig oder dreißig Jahre früher getan hätten, ihre Bemühungen, das Unvermeidliche zu verzögern, effektiver gewesen wären.

Das ist der Sinn von Bewegung, den viele Leute ignorieren. Bewegung sollte nicht etwas sein, das reaktiv getan wird, an einem Punkt, an dem es getan werden muss, um etwas umzukehren, was bereits geschehen ist.

Bewegung sollte als ein proaktiver Schritt angesehen werden, den sich jeder leisten kann, als eine der besten Präventivmaßnahmen, die er ergreifen kann.

Erhöhte körperliche Aktivität erhöht Ihre

Herzfrequenz und stärkt alle Muskeln in Ihrem Körper. Das Herz ist nur ein Muskel und alle Muskeln werden gestärkt, je öfter sie bearbeitet werden.

Diese resultierende Erhöhung der Herzaktivität beschleunigt automatisch die Durchblutung Ihres Körpers, was wiederum mehr Sauerstoff und Nährstoffe an alle Ihre Organe liefert.

Regelmäßige Bewegung hilft, die Fähigkeit der Lunge zur Aufnahme und Nutzung von Sauerstoff zu erhöhen, ist wirksam bei der Reduzierung von Körperfett und senkt den Zuckergehalt und den "schlechten" Cholesterinspiegel im Blut.

Ein regelmäßiges Trainingsprogramm (wenn es früh genug begonnen wird) kann auch helfen, den unvermeidlichen

Alterungsprozess zu verzögern.

Bewegung stärkt den Körper und macht ihn widerstandsfähiger gegen Krankheiten und Verletzungen.

Regelmäßiges Training verbessert auch die allgemeine Lebensqualität. Es gibt dir ein besseres körperliches und geistiges Wohlbefinden.

Es erlaubt dir, alles zu genießen, was du tust, viel mehr als vorher, weil du deine Energie und Vitalität erhöht hast und das es dir erlaubt, dich mehr in alles einzumischen, was geschieht.

Alle diese Vorteile können Sie genießen, indem Sie einfach anfangen, jetzt zu trainieren, anstatt zu warten, bis Sie aus dem einen oder anderen Grund "müssen".

Also, befürworte ich die Einschreibung in einen der oben genannten "Luxus-Fitnessclubs" oder die Einschreibung (und Bezahlung) in ein teures Fitnessstudio? Auf keinen Fall!

Es gibt Dutzende von Möglichkeiten, im Laufe eines durchschnittlichen Tages zu "trainieren", und es geht wirklich nur darum, die richtigen Entscheidungen zu treffen, wie Sie sehen werden.

In einigen Teilen der Welt ist Bewegung ein natürlicher Teil des Lebens, denn die Menschen an vielen Orten haben einfach nicht die Wahlmöglichkeiten, die die Menschen in den reichen Ländern des Westens haben.

Zum Beispiel essen sie nicht jeden

zweiten Tag Hamburger oder Chips, weil es in der lokalen Mall keinen Fastfood-Laden gibt (tatsächlich gibt es keine lokale Mall).

Sie steigen nicht in das Auto, um überall hinzufahren, weil sie kein Auto haben, und da es keine Busse gibt, fahren sie überall hin.

Diese Menschen sind gezwungen, einen Lebensstil anzunehmen, der in vielerlei Hinsicht gesünder ist als der, an den die meisten Menschen in entwickelten westlichen Ländern gewöhnt sind, weil sie keine andere Wahl haben.

Du hast die Wahl, und es liegt an dir, dich dafür zu entscheiden, so zu leben, dass du und deine Gesundheit davon profitieren, anstatt ihr zu schaden.

Ein Teil dieser Wahl ist es, regelmäßig zu trainieren, und je früher du anfängst, deinen Körper ein wenig mehr zu bearbeiten als jetzt, desto besser wird es sein.

➢ *Einige Vorsichtsmaßnahmen*

Übung ist gut für Sie, aber Sie müssen sicherstellen, dass Sie in der Lage sind, mit allem umzugehen, was Sie vorhaben, bevor Sie anfangen.

Besonders wenn Sie eine Weile nicht regelmäßig trainiert haben, ist es sinnvoll, vor Beginn eines Trainingsprogramms eine vollständige körperliche Betätigung zu erhalten.

Erzählen Sie Ihrem Arzt, warum Sie sich der Untersuchung unterziehen und was Sie vorhaben, denn Sie haben vielleicht einen Rat oder Input, der Ihnen hilft, Ihre Pläne zu rationalisieren.

Verstehen Sie auch, dass die meisten Menschen, die seit einiger Zeit nicht mehr trainiert haben, langsam beginnen sollten, egal welche Form der Bewegung sie folgen wollen.

Der Versuch, zu viel zu tun, zu schnell, könnte potenziell schädlicher sein, als gar nichts zu tun, denn der Stress, den Sie auf Ihren Körper ausüben, kann zu viel sein. Das Risiko von Verletzungen oder noch schlimmer ist viel größer, wenn man versucht, die Dinge zu schnell zu erledigen.

Eine andere Sache, die Sie tun sollten,

bevor Sie mit einem Trainingsprogramm beginnen, ist, Ihr Alter und Ihre allgemeine körperliche Verfassung zu erkennen und zu akzeptieren.

Obwohl wir alle gerne glauben, dass wir immer noch Dinge tun können, die wir in unseren Teenagern und Zwanzigern tun könnten, ist die Wahrheit, wenn du zur zweiten Hälfte deines Lebens kommst, dass du einfach nicht tun kannst, was du zu irgendeinem Zeitpunkt tun kannst.

Nimm es an und versuche zu vermeiden, es als Herausforderung zu sehen, die es zu überwinden gilt. Wenn Sie dies tun, werden Sie wahrscheinlich versuchen, zu viel zu tun, und wieder, das kann das Verletzungsrisiko erheblich erhöhen.

Verletzung ist eine der sichersten

Möglichkeiten, Ihr trockenes Trainingsprogramm zu stoppen, so dass sich das größere Risiko, zu viel zu früh zu tun, nicht lohnt.

Gehen ist das erste, was du tun solltest.

Wann bist du das letzte Mal irgendwo hingegangen?

Ich spreche nicht vom Wandern in den Bergen und vom Wandern in tiefe Täler. Ich meine auch nicht die Straßenmarsch.

Denken Sie darüber nach: Wann haben Sie sich das letzte Mal bemüht, zu gehen, anstatt in den Wagen oder die U-Bahn zu springen?

Das Gehen ist eine der einfachsten und effektivsten Formen der Aerobic (Bewegung, die die Herzfrequenz und damit die Durchblutung erhöht), die es gibt und die jedem kostenlos zur Verfügung steht.

Tatsächlich spart Ihnen das Gehen Geld und hilft Ihnen, die Welt, in der wir leben, zu schützen.

Es spart Geld für Ihre Gasrechnung und reduziert die Menge der vom Auto erzeugten Schadstoffe, die in die Atmosphäre gepumpt werden, die wir alle atmen, zum Beispiel.

Regelmäßiges Gehen hilft, das Risiko von Herzerkrankungen, Osteoporose und einigen Krebsarten zu reduzieren sowie Körperfett und Blutdruck zu reduzieren. Im Gegensatz zu vielen anderen Trainingsformen (z.B. Joggen) ist das Gehen schadstoffarm und wenig intensiv, so dass auch das Verletzungsrisiko minimiert wird.

Wenn Sie ein paar Meilen zum Laden gehen, anstatt den Bus oder die U-Bahn zu nehmen, dann tun Sie sich selbst einen Gefallen und sparen ein oder zwei Dollar in der Tasche.

Wandern ist etwas, was man jederzeit, überall und absolut kostenlos tun kann. Alles, was Sie brauchen, ist ein Paar bequeme Schuhe, vorzugsweise mit gepolsterten Sohlen, um Ihre Füße und das Obermaterial aus Leder (oder anderen natürlichen Materialien wie Leinen) zu schützen, das Ihnen das Atmen ermöglicht.

Viele moderne Sportschuhe sind vollständig aus synthetischen Materialien (meist aus Kunststoff) gefertigt und führen daher zu einer ungesunden Schweißansammlung. Dies kann zu

Pilzkrankheiten wie dem Fuß eines Athleten führen, und eine solche Erkrankung würde Ihr Trainingsprogramm erheblich beeinträchtigen, daher ist es äußerst wichtig, von Anfang an die richtigen Schuhe zu tragen.

Vielleicht denkst du, dass du keine Zeit oder Gelegenheit zum Gehen hast? Lass mich dir sagen, das ist nur eine Ausrede.

Jeder hat die Möglichkeit zu gehen, wenn er bereit ist, kleine Anpassungen in der Art und Weise vorzunehmen, wie er seinen Alltag lebt.

Wenn Sie beispielsweise täglich mit öffentlichen Verkehrsmitteln zur Arbeit fahren - der U-Bahn oder dem Bus - wie wäre es, wenn Sie ein paar Haltestellen früher aussteigen und die Straße entlang gehen?

den Rest des Weges? Sie werden fünf Minuten zu Ihrer Reisezeit hinzufügen, aber wenn das ein paar weitere Jahre zu Ihrem Leben hinzufügen kann, würden Sie das nicht für eine angemessene Entschädigung halten?

Hast du jemals darüber nachgedacht, Kinder zur Schule zu bringen, anstatt sie hinten im Truck zu stapeln und sie die Meile zu fahren, die du nimmst? Nicht nur, dass das Gehen gut für Sie wäre, sondern es lehrt auch Ihre Kinder von klein auf gute Gewohnheiten, und es gibt Forschungen, die zeigen, dass Kinder, die gelehrt werden, dass Gehen eine gute Idee ist, wenn sie jung sind, dazu neigen, dies auch in ihrem späteren Leben zu tun.

Sie schützen Ihre eigene Gesundheit und die Ihrer Kinder über Jahre hinweg mit nur einer kleinen Veränderung in Ihrem Alltag.

Wie wäre es, wenn wir morgens mit dem Hund spazieren gehen und noch einmal, letzte Nacht?

Hast du keinen Hund? Sie benötigen keinen Rassehund, also gehen Sie in die örtliche Rettungsstation oder ins Tierheim und suchen Sie einen neuen vierbeinigen Freund.

Mit dem Hund auf diese Weise spazieren zu gehen, kann bedeuten, zehn Minuten früher aus dem Bett zu kommen, aber, wie ich bereits vorgeschlagen habe, ist das nicht eine angemessene Entschädigung für ein paar weitere Jahre?

Manchmal, egal wie gut deine Absichten sind, musst du das Auto benutzen. Wenn

Sie z.B. an einem abgelegenen Ort ohne ausreichende öffentliche Verkehrsmittel arbeiten oder in das lokale Einkaufszentrum gehen müssen, um eine ganze Woche lang einzukaufen, dann haben Sie wahrscheinlich keine andere Wahl, als zu fahren.

Was wäre in dieser Situation, wenn Sie Ihr Auto auf dem Parkplatz am weitesten von Ihrem Ziel entfernt parken und ein paar hundert Meter zu Fuß gehen würden?

Wenn du einkaufst, wirst du einen Wagen mit all deinen Lebensmitteln vom Laden zu deinem Auto schieben, so dass dem, was du tust, ein wenig zusätzliche Anstrengung (d.h. Bewegung) hinzugefügt wird, und wenn du arbeitest, dann wirst du nichts Schweres jeden Tag tragen, also gibt es keine Entschuldigung, dies nicht zu tun!

Wie lange soll ich laufen?

Die Antwort auf diese Frage lautet: Je mehr du gehst, desto besser und gesundheitlicher wird es sein.

Zuerst sollten Sie sich zumindest mit kurzen zehnminütigen Spaziergängen entspannen. Beginnen Sie jeden Schritt relativ langsam und sanft, beschleunigen Sie in der Mitte und enden Sie mit einer kurzen "Abkühlung", wenn Sie einen Spaziergang machen.

Erhöhen Sie dies allmählich (aber nicht zu allmählich) auf mindestens 30 Minuten pro Tag, mindestens fünfmal pro Woche, obwohl es nicht notwendig ist, dass Sie während der gesamten dreißig Minuten der Sitzung trainieren. Drei von zehn

Minuten

Wandern wäre zum Beispiel genauso effektiv, wenn das also besser zu Ihrem Alltag passt, dann ist das der richtige Weg.

Sie sollten jedoch auch bedenken, dass dreißig Minuten pro Tag, fünfmal pro Woche, die Mindestzeit sind, die Sie dem Gehen widmen sollten, nicht Ihr eigentliches Ziel. Wenn du eine Stunde am Tag fahren kannst, ist das noch besser!

Wenn Sie es mit Ihren Spaziergängen ernst meinen (und denken Sie daran, dass wir über Ihre Gesundheit und Ihr Wohlbefinden sprechen, also sollten Sie es tun), sollten Sie vielleicht in einen Schrittzähler investieren, mit dem Sie die Anzahl der Schritte zählen können, die Sie jeden Tag machen.

Benutzen Sie es, um festzustellen, wie viele Schritte Sie an einem normalen Tag unternehmen, und versuchen Sie dann, diese Zahl um mindestens 2.000 weitere Schritte als Ihr erstes Ziel zu erhöhen.

In einem schnellen Tempo, das ein paar zusätzliche Meilen pro Tag bedeutet, ist es also ein guter Start, aber das sollte nur als Start betrachtet werden. Versuchen Sie, diese Zahl so weit wie möglich zu erhöhen, und Ihre Gesundheit wird unweigerlich von Ihren Bemühungen profitieren.

Es ist natürlich, dass es Zeiten gibt, in denen du weniger motiviert bist als andere, deinen Spaziergang zu machen. Dies ist, wenn mit einem Hund zu trainieren kann ein großer Motivator sein, oder mit Kindern spazieren gehen würde einen ähnlichen Zweck erfüllen.

Andernfalls kann das Gehen auch eine sehr gesellige Form der Bewegung sein, also was ist, wenn man versucht, eine Gruppe von Freunden oder Arbeitskollegen zu einem Spaziergang zusammenzubringen?

Einige jener Leute zahlen vermutlich Hunderte Dollar in den Gymnastikmitgliedschaft Gebühren im Augenblick, und wenn Sie ihnen zeigen können, wie sie genau den gleichen Übungsnutzen für freies erhalten können, dann sind sie mehr als wahrscheinlich, Ihre Herausforderung anzunehmen.

Treppe: Alles, was Sie brauchen

Vergiss den Aufzug!

Viele Menschen, vor allem in verstopften Städten, arbeiten in Bürotürmen. Sie benutzen den Aufzug jeden Tag ihres Lebens, um vom Erdgeschoss in das Stockwerk zu gelangen, in dem sich ihr Büro befindet.

Andere nutzen Aufzüge in Kaufhäusern, Apartment-Türmen usw.

Vergessen Sie den Aufzug und nehmen Sie die Treppe, denn Treppensteigen ist eine der effektivsten Formen der Aerobic, die Sie machen können.

Dies wurde in einer britischen Studie vor etwa zehn Jahren deutlich belegt, als Forscher entdeckten, dass bei mäßig sitzenden Menschen nur wenige Minuten täglich Treppen steigen ihre kardiovaskuläre Gesundheit nachweislich verbessert.

Diese Studie war von besonderem Interesse, da sie die Idee unterstützte, dass die tägliche Einnahme mehrerer kurzer Jets einen signifikanten Einfluss auf Ihre Gesundheit hat (daher die Idee, dass Sie dreimal zehn Minuten am Tag gehen können, anstatt nur eine dreißigminütige Sitzung).

Die Studie verlangte von 20 Frauen im Hochschulalter, die relativ bewegungsarm leben, 200 Schritte in weniger als zweieinhalb Minuten zu überwinden.

Dies sei ein "schneller, aber angenehmer" Rhythmus, so die Forscher, die die Studie durchführten, aber beim ersten Mal diente er dazu, die Herzrhythmen der Probanden bis zu etwa 90% der erwarteten maximalen Herzrhythmen auszulösen.

Trotzdem gingen die Testpersonen von einer Beförderung pro Tag in der ersten Woche auf sechs pro Tag in der sechsten und siebten Woche über.

Dies bedeutete daher, dass die Testpersonen am Ende des Tests etwa dreizehneinhalb Minuten am Tag die Treppe hinaufgingen, was (wenn der Punkt unklar ist) weniger als eine ziemlich strenge Viertelstunde Bewegung pro Tag darstellt.

Am Ende dieses relativ bescheidenen

(und völlig kostenlosen) Trainingsprogramms waren die getesteten Frauen viel besser vorbereitet als zuvor. Alle Indikatoren haben sich deutlich verbessert. Ihre Herzfrequenz unmittelbar nach dem Aufstieg hatte sich merklich verlangsamt, und auch ihre Atmung hatte sich verlangsamt, was darauf hindeutet, dass sie weniger Sauerstoff benötigten, um ihre Bemühungen zu "ernähren".

Andererseits war ihr HDL-Spiegel gestiegen, was gut ist, denn hochdichtes Lipoprotein wird manchmal auch als "gutes" Cholesterin bezeichnet. Hohe HDL-Werte im Blut scheinen eine Rolle bei der Verringerung des Herzinfarktrisikos zu spielen, während niedrige Werte das Gegenteil zu tun scheinen, indem sie das Risiko von Herzerkrankungen erhöhen.

Es ist klar, wie effektiv es sein kann, die Treppe als Übung zu steigen, und noch

mehr, wenn man die Treppe zu zweit
besteigt.

Dieses erhöht erheblich die Arbeit, die
die Beinmuskeln tun müssen, und das an
sich erhöht die aeroben Effekte Ihrer
Übung zu einem bemerkenswerten Grad.

All das beweist eine Sache.

Sie müssen nicht stundenlang
trainieren, um die Vorteile zu genießen,
die eine "Übung" Ihnen bringt. Weniger
als 15 Minuten Treppensteigen pro Tag
verbessern Ihre aerobe Gesundheit
insgesamt erheblich und kosten Sie nichts.

Wenn Sie also das nächste Mal ins Büro
oder in den Laden gehen und versucht
sind, in einen vollen, heißen,
verschwitzten Aufzug zu steigen, denken

Sie einen Moment darüber nach.

Machen Sie das Beste aus Ihrem Haus und Garten.

Letztendlich ist Bewegung nichts anderes, als Ihren Körper arbeiten zu lassen und Energie mit Ihren Muskeln zu verbrennen, um bestimmte Ziele zu erreichen, die Sie sich selbst gesetzt haben.

In früheren Zeiten, in denen körperliche Arbeit viel häufiger und wichtiger war, brauchte sich der Mensch nicht wirklich Gedanken darüber zu machen, was im Wesentlichen eine künstliche Anforderung zur Energieverbrennung ist.

Heute beinhaltet der westliche Lebensstil im Allgemeinen sehr wenig körperliche Arbeit, die auf Arbeit basiert, daher ist es notwendig, über Möglichkeiten der Bewegung nachzudenken.

Das Betreiben eines Hauses und eines Hauses erfordert jedoch Arbeit und Anstrengung, unabhängig davon, ob Sie es erkennen oder nicht, Sie trainieren jedes Mal, wenn Sie irgendeine Art von Aufgaben im Haus versuchen.

Zum Beispiel würden viele Frauen das Staubsaugen und Staubwischen des Hauses langweilig und langweilig finden. Fensterputzen, Bügeln und Wäschewaschen wären wahrscheinlich auch keine der lustigsten Aktivitäten.

All diese Aktivitäten stellen jedoch eine Übung dar, von der Sie nicht einmal wissen, dass Sie sie durchführen, wie die Tatsache zeigt, dass 15 Minuten

Staubsaugen und Staubwischen für eine 40-jährige Frau, die 78 Kilo wiegt und 165 Zentimeter misst, zusätzliche 40 Kilokalorien verbrennen.

Das ist nicht sehr viel, aber es zeigt an, dass du arbeitest, und deshalb machst du eine Art Übung, auch ohne es zu merken.

Das Rasenmähen, das Graben im Garten und das Jäten haben eine ebenso positive Wirkung, denn fünfzehn Minuten lang verbrennt diese Art von Aktivität mehr als fünfzig Kalorien für dieselbe Frau.

Da "Gartenarbeit" eine Aktivität ist, die viele Menschen genießen und viele Stunden damit verbringen, gibt es das Potenzial für ernsthafte Bewegung. Ich vermute, dass die meisten Leute dies nie als eine Übung betrachten würden, was es viel einfacher macht.

Ist das Auto schmutzig? Wenn ja, vergessen Sie die Idee, es zur Autowäsche zu bringen, denn das Waschen der Hände selbst hat viele Vorteile. Sie sparen nicht nur das Geld, das Sie sonst für die Autowäsche ausgegeben hätten, und leisten einen Beitrag zum Schutz der Umwelt, sondern Sie können sich auch dehnen, da Sie das Dach des Autos erreichen, Ihre Muskeln beugen und bearbeiten müssen. Dies sind Muskeln, die im Allgemeinen nicht verwendet werden, wenn man in einer sitzenden Büroumgebung arbeitet.

Beim Waschen des Autos, auch in einem sanften und angenehmen Tempo - schließlich ist es kein Rennen - verbrennt man immer noch 150 Kilokalorien pro Stunde.

Hast du Kinder oder hat ein Familienmitglied, das relativ nah bei dir wohnt, eine Familie? Tue ihnen einen Gefallen, indem du die Kinder in den Park mitnimmst, um ein reibungsloses Spiel zu spielen, das du willst - Fußball, Baseball, Cricket, Tennis - es spielt keine Rolle, welcher Sport es ist.

Der Punkt ist, dass es für euch alle sowohl körperlich als auch geistig gut ist, es kostet nichts und wird euch einen großen Appetit machen.

Du willst schneller werden?

Vielleicht ist Gehen nichts für dich, also hier ist eine Alternative.

Wenn du das nächste Mal ins Auto steigst, zeige auf den Fahrradladen und kaufe ein Fahrrad.

Als Methode, um von Punkt A zu Punkt B zu gelangen, hat das Radfahren fast alles zu seinen Gunsten und nur sehr wenige Nachteile.

Zunächst einmal ist das Radfahren eine großartige Übung, die gleichzeitig herausfordernd, gesellig und mit viel Spaß verbunden ist.

Es ist umweltfreundlich - es werden
keine Schadstoffe durch die Kraft der
Pedale freigesetzt - es nutzt alle wichtigen
Muskelgruppen der unteren Körperhälfte
und gibt auch Ihrem Herzen ein
hervorragendes Training.

Für viele Menschen, die aufgrund der
Auswirkungen und des Drucks, den dieser
Sport auf ihre Gelenke ausübt, keine
anderen Sportarten wie Joggen ausüben
können, ist das Radfahren ideal.

Da das Fahrrad den größten Teil des
Körpergewichts trägt, wird die Belastung
der Gelenke während des Fahrens deutlich
reduziert, so dass Radfahren etwas ist,
was fast jeder tun kann.

Es verbrennt Kalorien und hilft, den
Fettanteil in Ihrem Körper zu reduzieren,
wenn Sie also daran interessiert sind,

Gewicht zu verlieren, während Sie Spaß haben, wäre Radfahren definitiv ein Sport, den Sie in Betracht ziehen sollten.

Ein weiterer Vorteil des Radsports ist, dass die meisten von uns dies bereits können, so dass keine zusätzliche spezielle Ausbildung erforderlich ist. Dies kann ein Vorteil gegenüber anderen Trainingsformen sein, bei denen ein Training erforderlich ist, denn schon die Idee, ein Trainingsprogramm zu durchlaufen, kann Sie davon abhalten, sich überhaupt erst zu engagieren. Sobald man jedoch weiß, wie man ein Fahrrad fährt, ist es ein Fall von, einmal gelernt, nie vergessen.

Wenn Sie mit dem Radfahren beginnen wollen, ist der erste Tipp, dass Sie, wie bei allen Formen der Bewegung, langsam beginnen sollten, besonders wenn Sie in der jüngsten Vergangenheit keine Übung gemacht haben (und diese Bedingung gilt für eine große Anzahl von Menschen!).

Das nächste, was du tun musst, ist zu entscheiden, welche Art von Fahrrad du willst. Es gibt viele verschiedene Typen, wie z.B. Rennräder, Tourenräder und Mountainbikes.

Was hast du auf deinem Fahrrad vor und wo willst du es fahren? Beantworten Sie diese Frage, und es wird Ihnen sagen, welche Art von Fahrrad ist am besten für Sie.

Nicht jeder hat Zugang zu den gleichen Einrichtungen und Ressourcen oder wird seine Fahrräder für die gleichen Zwecke nutzen, da diese Faktoren von Land zu Land und manchmal von Region zu Region unterschiedlich sind.

Zum Beispiel radelt nicht jeder auf der Straße, denn einer der wenigen Nachteile des Radfahrens ist, dass es an vielen Orten sehr gefährlich sein kann, dies zu tun, weil das Fahrniveau von Autos und Fahrern sehr unterschiedlich ist.

In einigen Ländern (Großbritannien ist ein gutes Beispiel) gibt es eine zunehmende Anzahl von Fahrradwegen in einigen der schönsten Gegenden des Landes, so dass Sie sich entscheiden können, Offroad zu fahren, wenn Sie Zugang zu diesen Ressourcen und Einrichtungen haben. Dies wird natürlich die Richtung eines Mountainbikes anstelle einer Straßenrennsportmaschine angeben.

In Japan ist es üblich, dass eine Mutter zwei Kindergartenkinder mit dem Fahrrad zur Schule bringt. In dieser Situation ist ein Citybike die beste Wahl.

Daher wird jeder sein Fahrrad nach seinen spezifischen Bedürfnissen auswählen, also versuchen Sie, herauszufinden, welche Ihre sind, bevor Sie in ein Fahrrad investieren.

Seien Sie nicht zu stolz, einen Blick auf Secondhand-Läden zu werfen, wenn Sie nach einem Fahrrad suchen. Sie werden einige erstaunliche Schnäppchen finden, und (wie ein begeisterter Second-Hand-Shop-Browser) es ist erstaunlich, dass fast jeder Laden, den ich jemals besucht habe, scheint, Fahrräder fast ständig auf Lager zu haben!

Sobald Sie sich für das Radfahren entschieden haben, sollten Sie in die Grundausstattung investieren, wie z.B. einen zugelassenen Schutzhelm und für

Ihre Maschine geeignete Leuchten (vorne und hinten).

Das Tragen eines Basissatzes von Werkzeugen und einer Ersatzluftkammer (die Sie wechseln sollten) ist eine gute Idee, und das Tragen von heller, reflektierender Kleidung wird Ihnen helfen, sicher zu bleiben, egal wo Sie Ihr Fahrrad fahren.

Fahren Sie zunächst auf einem relativ flachen Gelände, bis Sie Widerstand und Ausdauer aufgebaut haben, und bereiten Sie sich am Tag nach den ersten Fahrten auf sehr steife Beine vor. Das sagt dir, dass du Muskeln arbeitest, die seit einiger Zeit nicht mehr benutzt wurden, also ist es eine gute Sache, auch wenn es sich zu diesem Zeitpunkt nicht so anfühlt!

Sobald Sie von diesem Ausgangspunkt

aus gebaut haben, beginnen Sie, Hügel und Steigungen in die von Ihnen gewählten Radrouten einzubeziehen, da dies die Arbeit beim Radfahren erhöht und die aeroben Vorteile Ihres Radtrainings erheblich erhöht.

Wie eingangs erwähnt, kann Radfahren ein sehr geselliger Zeitvertreib sein, und wenn Sie Ihr Radfahren mehr genießen wollen, warum sollten Sie sich nicht einem lokalen Radsportverein anschließen? Es gibt viele Online-Ressourcen, in denen Sie Informationen über diese Gruppen finden können, wie Cycling England, Bicycle Tours USA und Cycling News.

Darüber hinaus gibt es Websites, die eine Menge allgemeiner Radführer und Hilfe bieten, wie die About.com Radsport-Seite und Why Cycle, die eine britische Website ist, die voller guter Ratschläge und Ideen ist, die verwendet werden können, wenn Sie irgendwo strampeln.

Tauchen Sie ein!

Eine weitere ausgezeichnete Sportart, die fast jeder ausüben kann, ist das Schwimmen.

Schwimmen ist eine großartige Übung, die ein Minimum an Stress auf Ihren Körper ausübt, während Sie alle wichtigen Muskelgruppen in Ihrem Körper bearbeiten.

Da Ihr Körpergewicht beim Schwimmen immer vollständig vom Wasser getragen wird, ist es eine Form der Bewegung, die buchstäblich keine Auswirkungen auf Ihre Gelenke hat, was es für jeden ideal macht.

Es ist ein Sport, der nur die einfachste Ausrüstung erfordert - einen Badeanzug (offensichtlich!) plus Brille, um die Unterwassersicht zu verbessern und die Augen zu schützen. Einige Menschen ziehen es auch vor, beim Schwimmen Ohrstöpsel zu tragen (besonders diejenigen, die anfällig für Ohrinfektionen sind), obwohl dies nicht unbedingt notwendig ist.

Schwimmen ist eine ausgezeichnete komplette aerobe Übung, da es alle Muskeln des Körpers trainiert. Je mehr "Schläge" beim Schwimmen (z.B. Schläge auf die Brust, den Rücken usw.) Sie kennen, desto mehr Vorteile werden Sie vom Schwimmen haben. Denn die verschiedenen Aktionen, die für jeden Schlag erforderlich sind, erfordern natürlich unterschiedliche Muskelgruppen für eine erfolgreiche Anwendung.

Um alle Vorteile des Schwimmens zu nutzen, müssen Sie wissen, wie man schwimmt, aber es ist nie zu spät, mit dem Lernen zu beginnen.

Die meisten lokalen Schwimmbäder bieten Unterricht für alle, vom jüngsten Baby bis zum Erwachsenen, so dass es nicht allzu schwer sein sollte, einen Ort zu finden, an dem man lernen kann und sich nicht schämen muss, dem Unterricht beizutreten.

Du wirst aber sicherlich nicht allein sein, wenn du der Typ bist, der bei solchen Dingen schüchtern sein kann, dann sollte es möglich sein, Privatunterricht zu erhalten.

Bemühe dich, jede Woche Zeit einzuplanen, wann du schwimmen gehen kannst, und mit deinen Freunden oder (noch besser) deinen Kindern zu gehen, da dies den Spaß an dem, was du tust, erheblich steigern wird. Je mehr Spaß es macht, desto weniger sieht es aus wie eine echte Übung.

Beginnen Sie wie immer langsam, denn obwohl Schwimmen die mildeste Sportart in Bezug auf die negativen Auswirkungen des "Schocks" auf Ihren Körper ist (es gibt keinen), ist es dennoch anstrengend. Ihr Herz wird beim Schwimmen ernsthaft trainiert, obwohl Sie das wahrscheinlich nicht erkennen werden, also versuchen Sie nicht, zu viel und zu schnell zu tun.

Sobald du die Grundlagen hast - zumindest kannst du schwimmen - dann solltest du erwägen, eine Art Plan aufzustellen, um den maximalen Nutzen aus deiner neuen Fertigkeit zu ziehen.

Andernfalls ist es zu einfach, in eine Routine einzusteigen, jeden Tag die gleiche Anzahl von Poollängen zu machen, und das kann sehr schnell langweilig werden. Wenn du das tust, kannst du anfangen, das Interesse zu verlieren, immer weniger zum Pool zu gehen, und es wird nicht lange dauern, bis du aufhörst, komplett zu gehen. Und dann fängst du von vorne an, ohne jede Bewegung.

Hier ist ein allgemeiner Plan, um das Beste aus dem Schwimmen herauszuholen. Dieser Plan wird Ihre Fitness in zwei vierwöchigen Perioden erheblich steigern. Jede dieser vier Wochen besteht aus drei Wochen aktivem Schwimmtraining, gefolgt von einer Woche Erholung und Entspannung.

Wenn das sofort beängstigend oder beunruhigend klingt, sei nicht beunruhigt. Dies ist kein Programm für diejenigen, die planen, Olympia-Schwimmer zu werden! Es ist jedoch so konzipiert, dass es ein Programm ist, das so schnell wie möglich eine spürbare Steigerung des Fitnessniveaus bringt, also, wenn das das Hauptziel der Bewegung ist, dann ist dies ideal für Sie.

Die Grundlagen dieses Plans sind im Wesentlichen die gleichen, aber viele Male werden Sie schwimmen, sowie die Ziele. Was du tun wirst, ist deine Fitness zu verbessern und gleichzeitig bessere Schwimmtechniken zu erlernen, damit du effizienter schwimmen kannst.

Dies ist wichtig, denn stärker zu werden, während man noch eine schlechte Technik anwendet, wird einem nicht wirklich helfen. Obwohl das Hauptziel darin besteht, durch Bewegung fit zu werden, ist die Verbesserung der Schwimmfähigkeiten auch ein zentraler

Punkt dieses Plans.

In der Praxis gehen Technik und Eignung Hand in Hand, in dem Sinne, dass man das eine nicht maximieren kann, ohne sich auf das andere zu konzentrieren. Auf der anderen Seite ist es ziemlich unmöglich, sich auf beides gleichzeitig zu konzentrieren, und das kann zu Frustration und dem Gefühl führen, dass man nicht besser wird oder dass man nicht weiterkommt.

Daher mischt dieses Programm die Entwicklung von Schwimmfähigkeiten und Bewegung, aber nicht gleichzeitig.

Es ist ein Trainingsplan, der sich in erster Linie darauf konzentriert, Ihren allgemeinen Bedarf an einer Verbesserung der allgemeinen Fitness zu decken, aber es ist trotzdem ein Trainingsplan, der sehr anpassungsfähig ist. Mit anderen Worten, wenn Ihr langfristiges Ziel oder Ziel über das bloße Erhalten von ein wenig mehr Fitness hinausgeht, dann können Sie diesen Plan an Ihre spezifischen Bedürfnisse anpassen.

Z.B. wenn Sie nach nichts mehr als gutem aerobem Training suchen, dann arbeitet dieser Plan für Sie gerade die Methode, die er ist, weil das Durchlaufen durch den Plan gerade einmal Ihre Eignungstufen drastisch erhöht.

Wenn Sie dann Ihre Fitness auf die nächste Stufe bringen wollen, wiederholen Sie einfach das Programm und machen Sie es weiter, bis Sie den Punkt erreichen, an dem Sie glücklich sind.

unter deiner Bedingung. Es geht also nur darum, diesen Zustand mit regelmäßigen Schwimmstunden aufrechtzuerhalten.

➢ ***So funktioniert es:***

Dies ist ein systematischer Plan, also benötigen Sie einen Bleistift und Papier, um die Dinge aufzuschreiben. Einige Berechnungen sind ebenfalls erforderlich, so dass auch ein Taschenrechner nützlich sein kann. Alternativ können Sie alles in Ihr Computer in einem Word-Dokument eingeben und auch den integrierten Taschenrechner verwenden.

In der ersten Woche von vier Wochen sollte jede Trainingseinheit 45 Minuten dauern. Verbringen Sie die ersten 9 Minuten mit dem Aufwärmen und einer kleinen sanften Dehnung am Pool, gefolgt von einem kleinen gemäßigten Schwimmen. Verbringen Sie die nächsten neun Minuten mit Ihrer Schwimmtechnik, gefolgt von zweiundzwanzig Minuten Ihrer Hauptperiode des körperlichen Trainings. Schwimmen Sie in dieser Zeit dreißig Sekunden lang schnell, gefolgt von 30 Sekunden bei mittlerem Tempo, weiteren dreißig Sekunden schnell und dann dreißig Sekunden Ruhe. Dies wird wiederholt, bis der Zeitraum abgelaufen ist. Schließlich gibt es eine fünfminütige Abkühlphase mit sanftem Schwimmen.

Erhöhen Sie in den nächsten drei Wochen die "Haupttrainingszeit" um 5-10% pro Woche. Dies geht nicht zu Lasten der anderen Sitzungen, daher sollte sich Ihre gesamte Poolzeit im Laufe der Wochen erhöhen.

Entscheide, wie viele Schwimmstunden du pro Woche machen kannst und halte dich an diesen Plan. Seien Sie so konsequent wie möglich, also wenn Sie fünf Sitzungen in der ersten Woche machen, versuchen Sie, das Gleiche (oder so nah wie möglich) jede Woche zu tun.

Versuchen Sie auch, wenn möglich, Ihre "Haupttrainingszeit" in jeder Sitzung zu erhöhen. Wenn Sie z.B. eine Gesamtzunahme von 10% unter der Woche planen und fünf Sitzungen aufgeschrieben haben, beginnen Sie mit einer Erhöhung von 5%, dann 6% in der nächsten Sitzung, 7% in der nächsten usw.

Selbst am Ende des gesamten achtwöchigen Zyklus sollten Sie nicht mehr als 75 Minuten pro Sitzung insgesamt schwimmen, und ich empfehle nicht, dass Sie Ihr Kerntraining in einer bestimmten Woche um mehr als 10% erhöhen. Eine Zielerhöhung von fünf bis zehn Minuten pro Woche "Haupttraining" ist ein gutes Ziel.

Stellen Sie sicher, dass Sie jeden Abschnitt jeder Trainingseinheit absolvieren und bis zu einer Minute zwischen jedem Abschnitt der Sitzung ruhen.

Machen Sie in jedem Abschnitt Ihrer Trainingseinheiten alles so oft wie möglich, damit Sie keine Ihrer Trainingszeiten verpassen.

Denken Sie daran, dass dieser Plan auf drei Wochen aktivem Training basiert, gefolgt von einer Woche Pause, dann weiteren drei Wochen Training und einer Woche Pause. Achten Sie darauf, dass Sie bei Beginn jeder neuen dreiwöchigen Ausbildungsperiode ab dem Zeitpunkt, an dem Sie das letzte dreiwöchige Programm beendet haben, mitmachen. Wenn Sie z.B. Ihre letzte dreiwöchige Periode mit einem großen Training beendet haben.

40 Minuten Programmzeit, das ist der Ausgangspunkt. Du fängst NICHT wieder von vorne an und das natürlich immer noch mit einem Maximum von 75 Minuten pro Sitzung insgesamt.

Dieses Programm wird sicherlich Ihre Fitness verbessern, nur weil Sie regelmäßig trainieren.

In technischer Hinsicht sind Verbesserungen jedoch möglicherweise nicht so einfach von Ihnen selbst zu erkennen, daher ist es eine gute Idee, andere um Hilfe zu bitten, die Ihnen eine unparteiische Beurteilung geben können, wie viel Sie verbessert haben und was Sie in technischer Hinsicht noch tun müssen.

Wenn du einen Freund hast, der ein

starker Schwimmer ist, oder vielleicht jemand, der ein anerkannter Experte ist, wie z.B. ein Rettungsschwimmer, wäre eine gute Person, um Hilfe zu bitten.

Andernfalls kann Ihr örtlicher Pool über einen Schwimmtrainer verfügen, und in diesem Fall können Sie einige professionelle Trainingseinheiten buchen, um technische Mängel oder Schwächen zu identifizieren und dann zu "beheben".

Denken Sie daran, dass die Idee, Ihre Technik zu verbessern, nicht darin besteht, ein internationaler Schwimmer zu werden! Ohne gute Technik werden Sie jedoch auch in Bezug auf die Fitness nicht den maximalen Nutzen erzielen, also vernachlässigen Sie nicht den technischen Aspekt des Schwimmens.

Mach einfach das..... Spring!

Springen ist eine weitere ausgezeichnete Form der Aerobic-Übung, die Sie buchstäblich jederzeit und überall durchführen können.

Es hilft, sowohl das Herz und die Lunge zu verbessern, als auch die Flexibilität, Koordination und natürlich die Fitness.

Springen mag auf den ersten Blick wie eine einfache Option erscheinen, aber Sie können feststellen, dass es viel schwieriger sein kann, als Sie denken, wenn Sie sich entscheiden, für einen bestimmten Zeitraum weiter zu springen. Denken Sie daran, dass Boxer das Überspringen als integralen Bestandteil ihrer Trainingsprogramme zwischen den Spielen verwenden, und sie sind nicht allgemein dafür bekannt, Dinge auf die einfache Art und Weise zu tun, also sollten Sie ihnen sagen, wie effektiv das Überspringen als eine Form der Trainingsübung ist.

Springen ist auch ein hochintensives Training, wie die Tatsache zeigt, dass zwanzig Minuten Springen 250 Kilokalorien Energie verbrauchen. Es ist ideal, um den Unterkörper, insbesondere die Waden, Hüften, Oberschenkel und Gesäß, zu formen und zu straffen.

Tatsächlich ist das Springen in Bezug auf die zu verbrennende Energie direkt mit dem Laufen bei 12 km/h vergleichbar, aber da es sich um eine Aktivität handelt, die einen geringeren Aufprall als das Laufen beinhaltet, ist es an den Gelenken viel weicher und weniger verletzungsanfällig als das Auftreffen auf Bürgersteigen oder das Benutzen einer

Laufmaschine.

Allerdings beinhaltet das Springen natürlich auch das Auf- und Abspringen und deshalb müssen einige Konsequenzen berücksichtigt werden. Daher ist es notwendig, einige grundlegende und vernünftige Vorsichtsmaßnahmen zu treffen.

Zum Beispiel musst du sicherstellen, dass du ein Seil hast, das die richtige Länge für deine Größe hat.

Um dies zu testen, stelle dich in der Mitte auf das Seil und hebe die Griffe an jedem Ende an. Wenn das Seil die richtige Länge hat, sollte der Punkt, an dem sich Seil und Griffe treffen, auf einer Höhe mit den Achseln liegen.

Wenn es zu kurz ist, braucht es ein längeres Seil. Wenn es jedoch zu lang ist, müssen Sie es nur künstlich kürzen, indem Sie Äste im Seil so nah wie möglich an den Griffen befestigen. Dies ist eine gute Idee, wenn mehr als eine Person das gleiche Seil benutzt.

Wenn du springst, kannst du auch die potenziell negativen Auswirkungen des "Landungsaufpralls" reduzieren, indem du Schuhe mit gepolsterten Sohlen trägst und versuchst, auf Oberflächen zu springen, die etwas zu "weichen" haben.

Zum Beispiel ist das Springen auf einen Holzboden (der etwas "Flex" hat) besser als das Springen auf einen Fliesen- oder Betonboden.

Für die meisten von uns ist das letzte Mal, dass wir übersprungen sind, wahrscheinlich vor vielen Jahren, also für den Fall, dass du es vergessen hast, hier sind die Grundlagen, wie man springt, um den maximalen Nutzen aus der Bewegung zu ziehen:

- Stehen Sie auf, aber entspannen Sie sich dabei und versuchen Sie, normal zu atmen.

- Halten Sie Ihre Ellenbogen auf Taillenhöhe, aber Ihre Arme sollten sich seitlich in einem Winkel von etwa 90 Grad zu Ihrem Körper erstrecken.

- Du musst eine kreisförmige Bewegung des Handgelenks perfektionieren, um das Springseil zu drehen.

-    Fassen Sie die Griffe des Seils, ohne sie zusammenzudrücken, und verwenden Sie Ihre Daumen und Zeigefinger als Mittel zur Steuerung des Seils.

-    Springe von den Bällen deiner Füße und versuche, deine Landung (die wieder auf den Bällen deiner Füße sein sollte) durch Beugen deiner Knie zu polstern.

Das ist nicht das olympische Hochsprung-Wettbewerb! Du musst nur hoch genug springen, damit das Seil unter deinen Füßen hindurchgehen kann. Wenn Sie dies erfolgreich tun können, dann sollte das Erreichen von etwa 60 Runden pro Minute (d.h. einer pro Sekunde) ein erreichbares Anfangsziel sein.

Es wird ein wenig Übung erfordern, aber

sobald du diese grundlegenden Konzepte beherrschst, solltest du vielleicht anfangen, einige Tricks zu machen und mit der Akrobatik zu springen, sowohl als eine Möglichkeit, deine Sitzung ein wenig interessanter zu gestalten als auch deine neu entdeckten Talente zu zeigen!

Glaub es oder nicht, laut der Website der International Rope Jumping Federation gibt es über hundert einfache Seiltricks, die du lernen kannst, darunter Favoriten wie der "Double Bounce", der "Skifahrer" und die "Glocke":

Überspringen ist eine sehr einfache, aber äußerst effektive Form der Übung, die jeder überall machen kann. Unterschätzen Sie Ihre Vorteile nicht, nur weil Sie seit dem Tag, an dem Sie die Schule verlassen haben, nicht einmal an einem Seil gesprungen sind!

Dehnen, Falten und Tonisieren

Bis jetzt haben sich alle Trainingsformate, die wir in Betracht gezogen haben, auf die aerobe Seite des Trainings konzentriert und Aktivitäten durchgeführt, die Energie verbrennen, während sie das Herz und die Lunge ein wenig härter bearbeiten.

Jedoch ist nicht jede Übung notwendigerweise aerob, da es viele Übungen gibt, die sich mehr auf die Straffung und Gestaltung des Körpers konzentrieren, während sie Dinge wie Flexibilität und Flexibilität erhöhen.

Solche Übungen sind nicht weniger nützlich als die Aerobic-Übungen, die wir bisher gesehen haben, und Sie werden überrascht sein, wie viele Möglichkeiten es gibt, diese Übungen zu praktizieren, ohne zu viel Aufwand zu betreiben.

Beginnen wir nun mit der Untersuchung einiger dieser Übungen.

Beginnen wir mit dem..... Yoga

Yoga wird weltweit seit etwa 5.000 Jahren praktiziert und ist eine aktive Übung, die im Wesentlichen aus einer Kombination von Positionen, Haltungen und Haltungen besteht. Zusammengenommen verbessern sie Ihre Kraft und Flexibilität und dienen gleichzeitig dazu, den Stress zu senken und Ihr "inneres Selbst" zu beruhigen.

Obwohl wir uns für die Zwecke dieses Buches auf Yoga als eine Form der Bewegung konzentrieren, ist Yoga in der Tat viel mehr als das. Es ist eine vollständige Lebensweise, die Geist, Geist und Körper des Menschen in einem einheitlichen System von Überzeugungen und Handlungen zusammenführt.

Es gibt mehrere Arten oder Zweige von Yoga, wobei die Übungen, die wir sehen werden (bekannt als "Asanas"), Teil des yogischen Zweiges Hatha Yoga (was erzwungenes Yoga bedeutet) sind, der besonders im Westen beliebt ist.

Yogische Übungen bestehen aus vielen Asanas, die alle unterschiedliche Schwierigkeitsgrade in körperlicher Hinsicht aufweisen. Der Grad der körperlichen Schwierigkeiten ist jedoch nur ein Teil der Geschichte, denn viele yogische Haltungen konzentrieren sich weniger auf die physische Natur der betreffenden Postulation, sondern vielmehr auf den spirituellen Aspekt.

Zum Beispiel ist die Pose oder Position, die am wenigsten körperlich anstrengend zu sein scheint, die "Shava-Asana"- oder Leichenpose. Dazu muss der Schüler auf dem Rücken liegen, mit den Händen an den Seiten.

Körperlich könnte es nicht einfacher sein, aber der Punkt ist, dass man wirklich versucht, den ganzen Körper und Geist völlig ruhig und entspannt zu machen. Ohne diese totale Stille ist das "Rasierasana" nach yogischem Denken nicht wirklich vollständig.

Während es vielleicht nicht so schwierig ist, den Körper völlig still zu halten, ist es viel schwieriger, dasselbe mit dem Geist zu tun, bis zu dem Punkt, dass viele Menschen alles andere als unmöglich finden würden. Das Ausprobieren der "Shava-asna" ist daher extrem einfach, aber es richtig zu erreichen, ist definitiv nicht so.

Ungewöhnliche Übungen, an die du noch nie gedacht hast.

Wie bereits erwähnt, ist die Konzentration auf die Straffung des Körpers genauso wichtig wie die Energieverbrennung durch Aerobic.

Es gibt jedoch mehrere Teile des Körpers, die die meisten von uns nie als bewegungsbedürftig betrachten.

Der ganze Körper braucht Bewegung, um die verschiedenen Teile des Körpers in perfektem Zustand zu halten.

In diesem Abschnitt werde ich einige der Körperteile betrachten, die am häufigsten vernachlässigt werden, und wie man sie mit einfachen, direkten Alltagsaktivitäten ausüben kann.

Es ist fast sicher, dass Ihr Gesicht ein Teil Ihres Körpers ist, den Sie noch nie in Betracht gezogen haben.

Aber du brauchst es, besonders wenn du deine Gesichtszüge öffnen, Hautlinien entfernen und einen klareren, jüngeren Ausdruck erhalten willst.

Bei der Bewegung des Gesichts geht es darum, die Gesichtsmuskeln zu nutzen, die im täglichen Leben weniger genutzt werden, da diese Muskeln dadurch gestärkt werden und das Gesicht dadurch flexibler und ausdrucksstärker wird.

Bevor Sie mit diesen Übungen beginnen, sollten Sie einen guten, langen Blick in den Spiegel werfen, um zu entscheiden, auf welche Übungen Sie sich persönlich konzentrieren sollten. Wenn du zum Beispiel von Natur aus ein Stirnrunzeln bist, dann kümmere dich nicht um die Stirnrunzelübung. Konzentriere dich stattdessen z.B. auf Lächeln oder Blinzeln.

Hier sind vier extrem einfache und schmerzfreie Gesichtsübungen, die Sie sofort durchführen können:

Lächelnd: Eine Formulierung aus Casablanca: "Du weißt, wie man lächelt, nicht wahr?". Wenn nicht, ist hier, wie man es macht, um das Beste aus dem Lächeln herauszuholen.

Mit dem Kopf in einer aufrechten, aber entspannten Haltung, drücken Sie Ihre Wangen nach oben und dehnen Sie gleichzeitig Ihre Lippen über die Zähne.

Halten Sie die Position für einige Sekunden, entspannen Sie sich dann und wiederholen Sie den Vorgang. Tun Sie dies 15 bis 20 Mal pro Sitzung und versuchen Sie, es mindestens einmal am Tag zu tun.

Versuche auch öfter andere Menschen anzulächeln. Du wirst vielleicht überrascht sein, wie viel besser es dich spirituell fühlen lässt, und die Antworten, die du bekommst, werden den geringen Aufwand mehr als rechtfertigen.

Stirnrunzeln: In dieser Übung beginnen Sie mit einem geraden, aber entspannten Kopf, nur diesmal straffen Sie Ihre Stirnmuskeln und senken dabei Ihre Augenbrauen. Halten Sie die resultierende Stirn runzeln für ein paar Sekunden und lassen Sie sie dann los, und machen Sie die Übung 15-20 mal pro Sitzung.

Dies ist eine Übung, die nur in Maßen durchgeführt werden sollte, da eine Überbeanspruchung dieser Muskeln durch zu regelmäßiges Ausführen dieser Übung oder oft zur Entwicklung unerwünschter Gesichtslinien und Falten führen kann.

Gieren: Wenn sich der Kopf in der (bereits) traditionellen vertikalen und entspannten Position befindet, drehen Sie den Kopf leicht zur Seite, so dass ein Auge leicht nach vorne gedrückt wird. Schließen Sie das auffälligste Auge und halten Sie es für ein oder zwei Sekunden geschlossen. Öffnen Sie das Auge erneut und wiederholen Sie die Operation 15 bis 20 Mal mit dem gleichen Auge.

Drehen Sie dann Ihren Kopf auf die andere Seite, so dass das entgegengesetzte Auge im Vordergrund steht, und wiederholen Sie den gesamten Vorgang mit diesem Auge.

Auch in dieser Übung wollen Sie wahrscheinlich nicht übertreiben, da dies zur Bildung (oder Beschleunigung) von feinen Falten und Fältchen in den Augenwinkeln führen kann, die allgemein als "Lachfalten" bezeichnet werden.

Auch würde ich empfehlen, dass dies eine Übung ist, die an einem privaten Ort durchgeführt wird, denn dies in der Öffentlichkeit oder mit Leuten zu tun, die man nicht kennt, könnte ihnen eine völlig falsche Vorstellung geben.

Zungenzucken: Dies ist eine Übung, die Sie nur privat oder mit Bekannten durchführen sollten. Während das Blinzeln von Fremden dir viel unerwünschte

Aufmerksamkeit verschaffen könnte, ist es viel wahrscheinlicher, dir ins Gesicht zu schlagen oder dir in die Nase zu schlagen, also sei vorsichtig, wo und wann du dich entscheidest, diese Übung zu machen!

Beginnen Sie aus der entspannten, aber aufrechten Position des Kopfes und schürzen Sie die Lippen leicht ein. Dann nimm deine Zunge aus dem Mund (ja, genau wie damals, als du ein Kind warst) und entferne sie dann.

Unter der Annahme, dass Sie nicht regelmäßig mit der Zunge zu den Menschen ziehen, ist dies eine Aktion, die die Muskeln auf dem hinteren Teil Ihrer Zunge selten durchführen werden. Während Ihre Zunge daran gewöhnt ist, sich beim Essen oder Sprechen auf und ab und von einer Seite zur anderen in Ihrem Mund zu bewegen, nutzt dieser "back to front push" die Muskeln auf eine Weise, an die sie nicht gewöhnt sind.

Wiederholen Sie diese Übung 15-20 mal pro Sitzung.

> ***Fuß- und Beinübungen***

Wenn Sie in letzter Zeit mit einem Langstreckenflugzeug gereist sind, wissen Sie wahrscheinlich, dass viele der großen Fluggesellschaften Sicherheit demonstrieren.

Videos, die die Bedeutung der Bewegung von Füßen und Beinen während des Fluges unterstreichen. Damit soll dem erhöhten Risiko einer tiefen Venenthrombose entgegengewirkt werden, die dazu führen kann, dass Sie mehrere Stunden in einer Druckkabine verbringen.

Ebenso verbringen immer mehr Menschen den größten Teil ihres Arbeitstages im Sitzen und benutzen daher ihre Beine nicht so oft, wie sie sollten.

Manchmal gehen sie auf die Toilette und gehen vielleicht zum Mittagessen vor das Büro, also sind sie nicht völlig untätig, aber sie benutzen mit ziemlicher Sicherheit nicht ihre Bein- und Lendenwirbelmuskulatur so viel, wie sie sollten.

Wie die Videos, die Sie auf Flugzeugen sehen, werde ich Ihnen verschiedene Möglichkeiten zeigen, wie Sie Ihre Muskeln arbeiten lassen können, auch wenn Sie sitzen.

Beine kreuzen: Diese Übung ist genau das, wonach sie aussieht, aber wie

Sicherheitsvideos im Flugzeug zeigen,
kann selbst das Bewegen von Beinen und
Füßen im Sitzen die Durchblutung und
Muskelaktivität in den Beinen anregen.

Deshalb geht es einfach darum, auf dem
Stuhl zu sitzen, sich zu entspannen und
dann ein Bein nach oben und über das
andere zu kreuzen. Halten Sie diese
Endposition kürzer als eine Sekunde - in
diesem Fall ist es die Aktion und
Bewegung, die wichtig ist, nicht die
Endposition - und kehren Sie dann in die
ursprüngliche entspannte Position zurück.

Machen Sie dasselbe 15-20 mal und
wiederholen Sie dann die Aktionen für das
andere Bein.

- Schwingen: Diese Übung ist
  fast eine Erweiterung der

Kreuzungsbewegung, die wir in der letzten verwendet haben.

Nachdem du deine Beine überkreuzt hast, solltest du den Fuß oben in einer Pendelbewegung nach vorne und dann wieder zurück schwenken.

Dies führt dazu, dass sich die Muskeln in der Rückseite der Beine zusammenziehen und sich bei der Anstrengung, den Fuß zu heben, ausdehnen, was die Muskeln stimuliert und die Durchblutung der Beine erhöht.

Wiederholen Sie wie immer 15 bis 20 Mal für jedes Bein und versuchen Sie, dies nicht in einer Umgebung zu tun, in der Sie Gefahr laufen, während des Trainings andere zu treten.

Der Drehgelenk: Das ist einfach, aber effektiv, um vor allem Ihre Waden und Knöchel in guter Form zu halten.

Du kannst es auch auf deinem Stuhl oder auf dem Boden deines Hauses machen, mit ausgestreckten Beinen vor dir.

Alles, was du tun musst, ist, deine Füße an den Knöcheln so zu drehen, dass die Zehen beider Füße aufeinander zeigen, und dann wieder umzudrehen, damit die Fersen dasselbe tun. Wiederholen Sie dies so oft wie Sie wollen (mindestens 20 wären gut) und verwenden Sie diese Übung, wenn Sie längere Zeit gesessen haben, um Ihre Beine zu "kühlen".

Tipp, Berührung: Schon das bloße Klopfen der Zehen auf den Boden hält Ihre Füße, Knöchel und Waden aktiv und sorgt dafür, dass Ihre Muskeln stimuliert werden, um die Durchblutung der Unterschenkel anzuregen.

Egal, ob Sie im Büro Schuhe tragen oder barfuß zu Hause sitzen, heben Sie einfach Ihre linken Zehen vom Boden und schlagen Sie sie zwei- bis dreimal wieder an. Ruhen Sie sich einen Moment aus - Sie sollten nicht viel Zeit brauchen, da dies nicht anstrengend ist - und dann wiederholen. Führen Sie dies 15 bis 20 Mal mit dem gleichen Fuß durch und wiederholen Sie dann die Übung mit dem gegenüberliegenden Fuß.

Dies ist eine Übung, die am besten mit Musik gemacht wird!

> ***Rücken- und Gesäßübungen***

Ändern und anheben: Dies ist eine

Übung, die Sie durchführen können, um die Muskeln des unteren Rückens und des Gesäßes (insbesondere) im Sitzen zu stärken. Daher ist dies auch während der Arbeit möglich, obwohl ich angesichts der Art des "lifting"-Elements der Übung nicht wirklich empfehlen würde, dies zu tun, während Sie beispielsweise mit anderen Leuten im Büro sprechen. Ich könnte sie glauben lassen, dass mit dir etwas nicht stimmt.

Dies ist jedoch eine großartige Übung, um jegliche Steifigkeit oder Schmerzen zu reduzieren, die sich aus dem Sitzen in der gleichen Position für einen längeren Zeitraum ergeben können, und es stärkt auch diese Muskeln.

Während Sie sich auf Ihrem Stuhl befinden, entspannen Sie sich und drücken Sie dann den Muskel in eine Gesäßbacke und halten Sie ihn für ein paar Sekunden, wobei Sie ihn dabei leicht anheben.

Entspannen Sie sich und wiederholen Sie es dann. Tun Sie dies 15 bis 20 mal pro Gesäß.

Hüftschwung: Dies ist eine großartige Übung, wenn Sie für einen bestimmten Zeitraum stehen, da sie Verspannungen in Ihren Beinen löst und stimuliert.

der Blutfluss durch den gesamten Unterkörper. Es hilft auch, die Schmerzen im unteren Rückenbereich zu vermeiden, von denen einige Menschen betroffen sind, wenn sie gezwungen sind, für längere Zeit zu stehen.

Lassen Sie Ihr rechtes Knie im Stehen entspannen und weich werden, während Sie gleichzeitig Ihre linke Hüfte zur Seite schieben. Ziehen Sie die Hüfte zurück und wiederholen Sie die gleiche Aktion 15-20 mal.

Danach lassen Sie Ihr linkes Knie sich beugen und entspannen, und drücken Sie Ihre rechte Hüfte auf die gleiche Weise heraus.

- Heben: Schnappen Sie sich eine Tasche - eine Plastiktüte aus dem Supermarkt, oder etwas anderes, das über ausreichende Griffe verfügt, um sie zu heben, wird den Zweck erfüllen.

Nehmen Sie etwas Gewicht in die Tasche - auch hier ist es ziemlich irrelevant, was es genau ist, solange es mindestens ein paar Kilo wiegt (Wasserflaschen sind dafür ideal, denn Sie wissen, dass eine Ein-Liter-Flasche fast genau ein Kilo wiegt).

Halten Sie Ihren rechten Arm zur Seite und beugen Sie Ihre Knie, bis Sie die Tasche auf dem Boden erreichen können, und heben Sie sie dann an, indem Sie Ihre Knie hochstrecken. Heben Sie die Tasche an, bis Ihre Beine wieder gerade sind, halten Sie die "hoch"-Position für einige Sekunden und legen Sie sie dann wieder auf den Boden, indem Sie Ihre Knie noch einmal beugen.

Wiederhole 15 Mal auf einer Seite des Körpers und dann auf der gegenüberliegenden Seite.

Bei richtiger Anwendung, d.h. Knie beugen und nicht vom Rücken, ist diese Übung hervorragend zur Stärkung des unteren Rückens, des Gesäßes und der Hüften geeignet, hilft aber auch, Arme und Oberschenkel in guter Form zu halten.

- Lass uns mit den Schultern zucken: Dies ist eine Übung, die nicht nur hilft, den unteren Rücken stark zu halten, sondern auch eine effektive Möglichkeit ist, die Spannung zu lösen, die sich in den Schultern und im Nacken aufbauen kann. Es wird Ihnen helfen, Ihre Arme und Schultermuskeln zu straffen und gleichzeitig fit zu halten.

Es kann auch im Stehen oder Sitzen erfolgen.

Wo auch immer Sie sind, heben Sie einfach Ihre Schultern mit der klassischen Achselzuckenbewegung in Richtung Ihrer Ohren an, heben Sie dann Ihre Unterarme in eine Position, in der sie parallel zum

Boden liegen und drehen Sie Ihre Handflächen nach außen.

Schließlich neigst du deinen Kopf zur Seite und drehst ihn leicht vom Hals, dann hältst du diese Endposition für ein paar Sekunden. Gehen Sie zurück zum Anfang und machen Sie alles noch einmal, aber diesmal neigen Sie Ihren Kopf zur gegenüberliegenden Seite, bevor Sie sich drehen.

Fazit

Nur sehr wenige Menschen wissen überhaupt nicht, dass Bewegung gut für sie ist.

Das Problem ist, dass für viele Menschen, auch wenn sie das wissen, die Idee, in ein Fitnessstudio gehen zu müssen und tatsächlich durch den physischen Shredder zu gehen, um in Form zu kommen, völlig unangenehm ist.

Deshalb haben sie sich entschieden, die Tatsache zu ignorieren, dass sich ihr Körperzustand verschlechtert und mit ihrem Leben genauso weiterzumachen, wie sie es zuvor getan haben, es sei denn, es tritt ein Ereignis ein, das sie dazu bringt, sich zu ändern.

Der Punkt, den ich hoffe, dass Sie jetzt nach dem Lesen dieses Buches schätzen, ist, dass Sie nicht warten müssen, bis Sie mit dem Training beginnen müssen, bevor Sie irgendeine Maßnahme ergreifen. Es gibt buchstäblich Dutzende von Möglichkeiten, jeden Tag in Ihrem Leben einen Teil Ihres Körpers zu bearbeiten, und alles, was Sie tun müssen, um mit dem Training zu beginnen, ist, diese Möglichkeiten zu erkennen.

Auch sollte Bewegung nicht automatisch mit harter Arbeit, Monotonie und Schmerz gleichgesetzt werden.

Wie Sie gesehen haben, können einfache Aktivitäten wie das Gehen und Treppensteigen schnell und fast perfekt in Ihren Alltag integriert werden, aber die Vorteile dieser beiden Aktivitäten können enorm sein.

Das Endergebnis ist, dass es keine Entschuldigung gibt, nicht gleich jetzt mit dem Training zu beginnen, und alles, was Sie wissen müssen, um es zu tun, ist in diesem Buch enthalten.

Es gibt keine bessere Zeit, um mit der regelmäßigen Bewegung zu beginnen als in dieser Sekunde, also zieh deine Schuhe an, gehe einen langen Spaziergang und nimm dir die Zeit, über all die anderen Möglichkeiten nachzudenken, wie du von nun an Bewegung zu einem integralen Bestandteil deines Lebens machen wirst.

Denke nur daran, dass nicht alles über Nacht passieren wird und dass es Zeit braucht, bis du eine Veränderung in deinem Leben zum Besseren siehst.

Jetzt ja, ich wünsche dir das Beste für deine Ergebnisse, und denk daran, alles ist praktisch; Theorie ohne Handeln nützt dir nichts. Es bringt alles, was man lernt, in das wirkliche Leben.

Eine große Umarmung, deine Freundin, Jessy!

Übrigens, wenn Sie Ihre Ergebnisse nach und nach erreichen, empfehle ich Ihnen sehr, wenn Sie viel mehr über Methoden zum Abnehmen erfahren möchten, mein Buch "Wie man den CETOGENIC DIET OHNE AUFHÖREN ERZEUGEN kann", ist ein Buch, das Ihnen sicher viel auf dem Weg zu "guter Gesundheit" helfen wird. Ohne weiteres finden Sie es in der Amazon-Suchmaschine, wie: "Wie man die ketogene Ernährung macht, ohne mit dem

Essen aufzuhören" oder nach meinem
Namen suchen, wie: "Jessy M. Brown".....
Ich wünsche Ihnen noch einmal viel Erfolg
bei Ihren Ergebnissen!